L'ART

DE

SE BIEN PORTER

SUIVI DE

TRÈS-BONS CONSEILS SUR LES FIÈVRES,

EN VERS, AVEC DES NOTES EXCELLENTES,

Par l'Abbé CHARBONNIER.

Seconde Édition.

MENDE,

IMPRIMERIE DE J.-J.-M. IGNON.

—

1853.

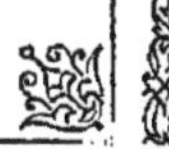

L'ART

DE

SE BIEN PORTER

SUIVI DE

TRÈS-BONS CONSEILS SUR LES FIÈVRES,

En vers, avec des Notes excellentes,

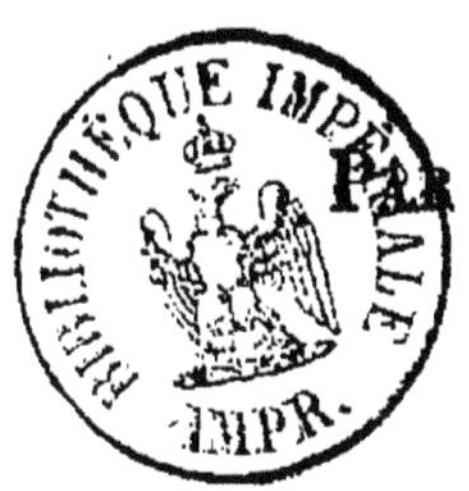

PAR L'ABBÉ **CHARBONNIER.**

MENDE,

IMPRIMERIE DE J. J. M. IGNON.

1853.

PRÉFACE.

Je n'offre pas cette pièce au public comme un modèle parfait de poésie ; on y trouvera toutefois de très-bons préceptes d'hygiène, d'excellents aphorismes, en fait de médecine, et des conseils très-utiles aux malades et à ceux qui les servent.

Si je me suis permis de ne faire qu'une syllabe de quelques mots en *ion*, c'est que la médecine a certains mots techniques qui n'ont point de synonymes ; j'ai donc préféré quatre ou cinq fois la justesse de l'expression à celle de la mesure : d'autres avant moi en ont fait autant en fait de ces mots.

Puis dans notre pays, on ne fait ordinairement, même en lisant des vers, qu'une syllabe de la plupart des mots en *ion*.

Le style de cette pièce est généralement simple ; on y remarquera toutefois quelques figures agréables, des comparaisons assez justes, et plusieurs beaux vers.

Après tout, le travail était ardu. Il y a plusieurs expressions qu'il m'a fallu peser, compasser. Si dans certains vers j'avais mis *beaucoup* au lieu de *peu*, *toujours* au lieu de *souvent*, les meilleurs conseils seraient devenus mauvais.

Si j'avais mis aussi *trente-cinq grains d'ipécacuana* au lieu de *vingt-un*, le remède se serait changé en poison.

Les nombreuses transitions qu'on trouve dans l'hygiène offraient aussi bien de difficultés.

L'ART
DE
SE BIEN PORTER.

Aimable et cher monsieur, dont l'amitié constante
Jusque dans mon exil se montre bienveillante,
Je sens à vous parler le plus charmant plaisir,
En attendant qu'un jour je puisse vous offrir....
Agréez que ma muse, entrant dans le délire,
Vous honore aujourd'hui d'un aimable sourire ;
Qu'en vous offrant ses vœux et ses civilités,
Vous fasse souvenir de vos propres bontés.
D'un devoir important je sens que je m'acquitte,
De joie et de plaisir tout mon être palpite ;
Mais, remplis d'un beau feu, profitons du moment
Les muses par ici folâtrent rarement ;
Les neuf sœurs, dans ces lieux, ne sont que de passage,
Elles aiment les ris, la verdure et l'ombrage,
Le murmure des eaux et les riants vallons.
De ces charmants objets tout à fait nous manquons.
Puisque le dieu des vers, dans mon malheureux gîte,
A la douce bonté de me rendre visite....
Je m'en vais vous offrir l'art de se bien porter.
Le Dieu parle, écrivons ce qu'il va nous dicter :
Voulez-vous, bien portant, fournir longue carrière,

Et laisser d'héritiers comme une fourmilière (1).
Ecoutez mes avis , suivez fidèlement
Jusqu'au dernier soupir le présent règlement ;
Soupez légèrement , après quelque délai
Promenez-vous un peu , couchez-vous l'esprit gai.
La gaîté , l'innocence , une santé prospère
Procurent un sommeil paisible et salutaire.
Voulez-vous bien dormir ? Ayez Dieu pour ami ;
Le crime , du sommeil fut toujours ennemi.
Au vieillard , à l'enfant , pour cause de faiblesse ,
Il faut plus de repos qu'à l'active jeunesse.
Trop peu détend les nerfs , éteint le sentiment ,
Trop énerve l'esprit et rend le corps pesant ,
Par des sentiers flatteurs mène à l'apoplexie
Et dispose de plus à mainte maladie (2).
Dans un trop long repos , la rouille mord l'essieu.
Prenez pour règlement un bon juste milieu :
Pendant l'été surtout , qui le voudra me raille ;
Je couche sur le crin et même sur la paille (3).
Je dors mieux à mon aise et mon lit est plus sain ;
J'évite en même temps bien des douleurs de reins.
Un linge mal séché , non mis à la lessive ,
A plus d'un voyageur a fait franchir la rive (4).

---

(1) L'oisiveté , la bonne chère , l'abus des liqueurs et des plaisirs sont le
principales causes de la stérilité. Aussi, la plupart des riches meurent ils sans
postérité, tandis que les gens pauvres laissent des enfants nombreux et robustes.

(2) Un trop long séjour au lit relâche toujours les solides.

(3) La feuille et la laine échauffent trop , sont mal saines. Les lits fort
mollets sont très-dangereux.

(4) J'ai vu faire des amputations qui n'avaient pas d'autre cause.

Je veux que vous soyez, par prudence, averti
Que le feu doit, dans l'âtre, être bien amorti (1).
Avant que de dormir dans votre humble chaumière,
Otez habits, souliers, cravate et jarretière.
Le sang et les humeurs coulant plus librement ;
D'un accident fâcheux on meurt plus rarement.
Que la chambre à coucher soit la plus aérée ;
Vaste, propre et surtout non récemment plâtrée (2).
Couchez-vous à bonne heure et soyez matinal ;
L'air du matin est pur, le sérein est fatal.
Dans votre habillement évitez la torture ;
Mieux vaut forte santé que risible parure.
Les défauts de vigueur, les durillons, les *cors*,
La non-circulation, amaigrissent le corps.
Ah ! vous saurez un jour ce que vaut la paresse,
Ce qu'il en coûte au corps de le mettre à la presse !
Qui pût jamais rêver, dans sa stupidité,
D'usage plus contraire à la bonne santé (3) ;
Laissez donc les soldats endosser la cuirasse ;
Parez-vous seulement de pudeur et de grâce.
Vous avez, à mes yeux, l'aspect d'une fourmi,
D'un insecte étranglé qui ne vit qu'à demi (4).
Si de devenir vieux vous enviez la gloire,

---

(1) L'air trop chaud est malsain, sans ressort.

(2) J'ai vu mainte personne languir ou mourir pour avoir voulu habiter des appartement nouvellement recrépis ou vernis.

(3) Les habits trop serrés, comme les corps de baleine, la taille, les souliers trop petits empêchent la circulation du sang et occasionnent le défaut d'accroissement, des durillons, etc.

(4) Elles veulent à toute force avoir la taille fine.

Evitez les excès dans le manger et boire.

Trop de pluie et d'engrais, point de végétation ;

Trop peu produit aussi la triste consomption.

Que l'ignorant, ici, ne prenne point l'échange.

C'est ce que l'on digère, et non tout ce qu'on mange (1),

Qui par mille conduits, pénétrant dans le corps,

L'alimente, l'échauffe, adoucit ses ressorts.

Les aliments aqueux relâchent les solides,

Les aliments trop secs les rendent trop rigides,

Procurent le scorbut, vicient les humeurs,

Nous attirent, enfin, mille et mille douleurs.

A des goûts dépravés ne lâchez point la bride ;

Que la religion ou la raison vous guide.

Variez donc vos mets, variez vos plaisirs (2),

Modérez vos travaux ainsi que vos désirs.

Il n'est point de puissant que le vin ne détrône.

Buvez quelque peu d'eau pourvu qu'elle soit bonne (3).

J'aime qu'elle soit pure et sans aucune odeur ;

J'aime aussi qu'elle soit légère et sans couleur.

Quand l'aliment ne veut, au gaster, se dissoudre,

Laissez-là vos liqueurs, vos cafés, mainte poudre.

De tous les digestifs, le plus puissant c'est l'eau.

Je ne vous donne pas un conseil fort neuveau.

Point de médicament dont l'eau ne soit la base.

Vous vous imaginez sans doute que je jase.

---

(1) Ce n'est pas ce qu'on mange qni nourrit, mais ce qu'on digere bien.

(2) Rien ne fait autant de bien à la santé que les plaisirs innocents.

(3) La mauvaise eau, le mauvais air, les petits et mauvais vins, les vins drogués surtout, sont des causes très-délétères et pourtant on y met les ingrédients les plus soles et les plus malsains.

Si vous saviez les maux qu'elle seule a guéris,
D'un semblable propos vous seriez moins surpris (1).
Mangez d'excellent pain ; préférez le mélange (2).
D'un appétit goulu la nature se venge.
Mangez donc lentement , salivez , machez bien (3).
Un docteur vous dira ce qu'il vous en revient.
Détestez les ragoûts et les sauces-piquantes ,
De haut goût les apprêts , les soupes succulentes.
Parmi peu d'aliments , choisissez le bouilli ;
Touchez ferme surtout quand viendra le rôti (4).
Ne méprisez jamais un choix de jardinage (5).
Le miel est excellent , ainsi que le laitage (6).
Le meilleur cuisinier est un empoisonneur
Que l'on devrait traiter comme un grand malfaiteur (7).
Évitez avec soin l'abus des liqueurs fortes (8).
A mille maux divers elles ouvrent les portes ;
Loin de fortifier , affaiblissent le corps ,
Délabrent l'estomac , détendent ses ressorts.

---

(1) J'ai connu un homme qui fut subitement guéri d'une colique chronique en buvant de l'eau d'une fontaine.

(2) Un tiers de seigle et deux tiers de froment.

(3) Un aliment bien mâché est à demi digéré.

(4) L'apoplexie, les engorgements, la goutte, etc. , sont les filles de la bonne chère.

(5) On en doit excepter les melons , les concombres.

(6) Le miel est sain, rafraîchissant, il purifie et adoucit les humeurs.

(7) Avec ses girofles , ses canelles, ses fines épices etc. , il met le feu dans le sang.

(8) Je blâme surtout l'abus. Les personnes qui ont l'estomac froid, paresseux , et celles qui sont sujettes aux coliques venteuses, peuvent en prendre quelques gouttes. L'eau-de-vie prise intérieurement et copieusement, durcit les nerfs , les fibres, coagule le sang et les autres humeurs, occasionne la paralysie, des irritations, jette dans des engorgements et des marasmes de toute espèce.

Après tous vos repas faites de l'exercice (1).
Sans lui le lit est dur et la table un supplice.
La faiblesse des nerfs les indigestions ,
Les douleurs d'estomac et les obstructions ,
Sont de l'oisiveté les compagnes fidèles (2) ,
Sans compter d'autres maux aux remèdes rebelles.
Tout excès affaiblit ; que vos délassements
Soient toujours sans fatigue et mêlés d'agréments.
Un régime bien sain , entendez cet oracle ,
L'exercice et l'air frais ont fait plus d'un miracle.
Craignez du chaud au froid le passage subit ,
Et de température un changement maudit (3).
A combien d'imprudents la fluxion, le rhume ,
Le rhumatisme , enfin , ont causé d'amertume ,
L'air humide ou trop chaud est malsain sans ressort ,
Réduit les excrétions , énerve tout le corps (4).
Ne vous couchez jamais sur un terrain humide ;
Redoutez du soleil la chaleur homicide (5).
Ayez la tête fraîche et tenez les pieds chauds ,
Par là vous préviendrez un grand nombre de maux.
Et puis , que vous soyez riche monsieur ou pauvre ,

---

(1) Point de santé sans l'exercice ; l'indolence est la cause générale des maladies nerveuses ; la pulmonie, la consomption , les obstructions , sont les suites de la paresse

(2) La goutte , les rhumatismes, les vents , les fièvres sont les filles de l'oisiveté,

(3) Les fièvres inflammatoires , la pulmonie , la consomption en sont les effets.

(4) Les poêles sont en général peu propres à la santé ; ils échauffent le sang , irritent les nerfs , dannent la bile.

(5) Je veux parler des coups de soleil qui occasionnent souvent des indispositions et quelquefois la mort.

Philosophe ou roulier, avant tout soyez sobre.
J'ai vu certain jeune homme au vin très-adonné,
Prendre en fort peu de temps, un air tout basané.
Son corps, encor vivant, mais plein de pourriture,
Révoltait, suffoquait, soulevait la nature.
Comme un autre Judas, sitôt après sa mort,
Cet ivrogne creva par le milieu du corps.
De combien d'autres traits j'enrichirais l'histoire,
Si des excès pareils n'excitaient le déboire.
Craignez comme la mort de l'air froid le courant (1),
Surtout quand vous venez du travail tout suant.
Parmi ses tristes fruits figurent l'atonie,
La fièvre inflammatoire avec la pulmonie.
Après votre travail, sitôt habillez-vous ;
Redoutez cet air frais qui vous paraît si doux.
Tandis que fatigué vous êtes tout en flamme,
Comme un trait fort aigu cet air va percer l'âme ;
Allez dans un lieu sec où, selon le loisir,
Vous puissiez par degrés vous y bien rafraîchir :
D'oxycrat, d'eau-de-vie, à peine une bouchée
Vous désaltèrent mieux et sans nulle tranchée.
Une trop longue veille étrangement vous nuit ;
Travaillez donc le jour, reposez-vous la nuit.
Qu'à s'exercer à tout votre corps s'étudie,
Afin de l'emporter dans une maladie (2).
Je blâme également la femme aux soins chétifs

---

(1) Les fièvres inflammatoires, la pulmonie, la consomption en sont les tristes effets.

(2) Se faire à tout, afin de supporter le mal quand il arrive, et d'acquérir des forces pour en triompher.

Et l'homme qui se livre aux travaux excessifs ;
L'un et l'autre, par là font preuve de folie,
Ils volent à la mort pour servir leur manie.
Ne tuez point le corps pour mieux nourrir l'esprit,
Un travail modéré le met en appetit ;
Un travail excessif l'affaiblit et l'accable.
Causez avec des gens d'un caractère aimable :
Rien ne réjouit mieux qu'un plaisir si charmant.
Le jeu ne fut jamais un doux amusement (1) ;
C'est des gens désœuvrés la bien triste ressource ;
De rixes et de fraude il est souvent la source.
Le bain froid fortifie et raffermit le corps,
Active les humeurs, les pousse vers les bords (2).
Un long jeûne affaiblit, l'intempérance tue.
Plus d'une maladie, ou chronique ou aiguë,
De ce malheureux vice est l'affreux résultat ;
Ce monstre fait languir et dépeuple un état.
Ne vous livrez jamais au poison de l'envie ;
Elle ronge le cœur, elle abrège la vie.
Une mollesse affreuse engendre bien des maux,
Elle rend l'esprit lourd, peuple les hôpitaux (3).
Redoutez les effets d'une terrible crainte,
Dans tout l'homme souvent elle laisse l'empreinte (4).

---

(1) Jouer peu de temps, peu ou point d'argent. Un jeu trop intéressé ou qui sert d'occupation n'est pas innocent. « Le goût du jeu est le partage des petits esprits. » [Esprit de J.-Jacques, 3 vol., 358.]

(2) Le bain fortifie les nerfs, favorise la transpiration, les sécrétions.

(3) Dans quels abîmes ne précipite-t-elle pas ? Que de libertins et de nouveaux mariés tombent dans la langueur, dans le marasme, etc.

(4) Elle fait perdre la santé, la raison, occasionne l'épilepsie.

Ne vous amusez point avec un fol amour,
A de plus forts que vous il a joué le tour (1).
Evitez la colère (2), ainsi que la paresse ;
Fuyez comme un poison la profonde tristesse (3).
Ne prenez point conseil d'un affreux désespoir (4) :
De tous les cordiaux le meilleur c'est l'espoir.
De tous forts astringents, fi ! la vertu funeste :
Quels maux ils ont causé ? Plus d'un fait nous l'atteste.
D'un flux habituel craignez l'arrêt subit ;
Quel tort ne nous fait point une humeur qui croupit !
Les excès des parents et leur délicatesse
Engendrent des enfants d'une extrême faiblesse ;
Quand vous vous alliez, suivez sans passion
Et le tempérament et l'inclination :
Préférez la santé, la sagesse à la bourse... (5) :
La faiblesse de l'homme en la femme prend source.
En vain l'époux est-il et sain et vigoureux,
Si l'épouse n'a rien qu'un corps tout langoureux,
Si toutes ses humeurs n'ont point de consistance,
D'un enfant maladif attendez la naissance ;
Et puis qui peut compter, sans changer de propos,

---

(1) Une joie excessive, un amour insensé disposent à la folie.

(2) Un empereur romain et plusieurs personnes que j'ai connues sont mortes subitement par la rupture de tel ou tel vaisseau sanguin, dans un accès de colère.

(3) La tristesse produit la mélancolie, qui mine l'âme et détruit le tempérament.

(4) Le désespoir est un mal sans remède : cela est vrai, tant en morale qu'en médecine.

(5) Que des dépenses, des chagrins, des malheurs épouse celui qui s'allie avec une personne maladive, voleuse, ivrognesse, libertine et sans jugement !

Que de tourments divers, que de pleurs et de maux
Elle encor se prépare au bout de sa grossesse ?
Par son oisiveté, par sa délicatesse,
Elle exige des soins, et son enfant aussi.
Ce moment arrivé, qu'exempte de souci,
Elle attende, avec cœur, heureuse délivrance.
Combien meurent; hélas ! par défaut de prudence (1) !
Un maillot trop serré n'est jamais sans danger,
Tendre enfant, quoi ! sitôt d'entraves te charger ?
Et quel mal a donc fait la pauvre créature,
Pour qu'elle soit sitôt soumise à la torture ?
Par mille et mille voix ne vous dit-elle pas (2)
Que pour la liberté son corps a des appas ?
Robuste et bien portant, ayant un certain âge,
Sevrez-le par degrés au moyen du laitage ;
Les sauces, les ragoûts et les mets échauffants
Détruisent la santé de vos jeunes enfants.
J'en dis autant du vin et de vos sucreries (3),
Des aliments salés et des épiceries,
De tous les bouillons forts et des mets de haut goût,
De toute viande grasse, ainsi que du ragoût,
Des fruits encore verts, des liqueurs violentes,
Des aliments fumés, des soupes succulentes ;
Que leur boisson soit donc la batue et le lait,

---

1. Bien des mères et d'enfants meurent faute de soins dans ce moment critique.

2. Elle vous le dit par sa joie et par le mouvement de ses pieds et de ses mains; quand il est desemmailloté.

3. Je connais deux mères qui ont tué leurs jeunes enfants en leur donnant du vin ; l'un d'eux avait sur tout son corps la véritable couleur du vin. Le sucre empâte, épaissit les humeurs, occasionne des obstructions. La chimie le démontre.

L'eau pure, naturelle, avec le petit-lait.
Leur régime ; le pain, le riz et la panade,
La propreté, l'air frais, et puis quelque gambade,
Voilà, nous dit sans cesse un bon languedocien,
Ce qui les fait grandir, ce qui leur fait du bien.
Puis quand la maladie avec quelque vigueur (1)
Viendra vous attaquer tant soit peu près du cœur,
Sans vous déconcerter et sans perdre la tête,
Suspendez, vos travaux, faites bonne diète ;
Laissez-là le salé, jetez loin le gigot ;
Respirez un air sec, changez-en s'il le faut.
Je dis ceci pour vous, chers habitans des villes,
Où l'air pur rarement a des accès faciles.
Telle indisposition n'eût souvent été rien ;
Combien de journaliers, pour un modique gain,
La rendent quelquefois dangereuse ou mortelle ;
Par des médicaments combien la rendent telle.
En tout, donc, soyez sobre, et de rien n'abusez ;
Employés au besoin, ils sont préconisés ;
Devenus familiers dans une maladie,
Ils n'ont plus de vertu pour vous sauver la vie.
Par le régime seul je suis fort bien guéri,
Des remèdes, sans lui, mon mal a toujours ri (2).
Si vous voulez guérir du mal qui vous pénètre,
Bannissez loin de vous l'objet qui l'a fait naître.

---

1. J'entends parler d'une indisposition provenant d'une transpiration arrêtée, d'une nourriture trop succulente, etc. Dans une fièvre ou certaines autres maladies, il faudrait se comporter un peu différemment.

2. Je parle d'une indisposition que j'eus en 1830.

En vain emploiriez vous tout ce qu'alors convient,
Quand ce qui l'a causé, le nourrit, l'entretient.
Puis, si vous avez soif, prenez quelque tisanne
Pour délayer, purger, adoucir la membrane.
Les pommes, le gruau, l'orge, le tamarin,
le tilleul, la guimauve et la graine de lin
Vous aideront beaucoup à remporter victoire.
Quand la fièvre quelconque est d'ordre inflammatoire,
A la saignée alors, d'abord, ayez recours ;
Par la diète et l'eau, puis, défendez vos jours.
Hors de là, rarement, donnez cours à la veine,
Si des morts vous craignez de saluer la reine.
Souvent, loin de guérir, elle aggrave le mal,
A la mort elle mène à grand trot de cheval (1).
Quand on sent de la fièvre approcher la venue,
Par plusieurs échauffants aussitôt on se tue.
Pourquoi ne pas plutôt de l'orge, employer l'eau,
Le petit-lait, le tartre et même le pruneau ?
Un aliment solide entrave la nature,
Loin de nourrir le corps et d'activer la cure,
Nourrit très bien le mal, loin d'abréger son cours,
Le prolonge et souvent met en danger vos jours.
Dans l'inflammation : la boisson délayante,
La diète légère et très-rafraîchissante,
Voilà ce qui convient à votre biberon ;
Acidulez toujours d'orange ou de citron.
Que l'eau d'orge et le miel, qu'une acide gelée

1. La saignée est un bon remède ; mais n'en faites pas un jeu. Du reste, dans la fièvre aiguë elle est souvent nécessaire et presque toujours utile.

Rafraîchisse souvent une bouche brûlée.

Trop couvert, il ne peut librement transpirer,

La chaleur fait du sang le cours précipiter.

Que la tête, avant tout, soit assez élevée,

Et sa bouche souvent de tisanne abreuvée (1).

L'écorce de vipère, avecque le sureau,

Le petit-lait bien clair et d'orge le gruau,

Quelques acides joints à ces sudorifiques,

Chasseront loin du corps les humeurs morbifiques.

Dirigez sa boisson ; mais pourtant, après tout,

Du malade, souvent, étudiez le goût.

On voit presque toujours l'instinct de la nature

Demander ce qu'il faut d'une manière sûre.

Loin de lui la boisson qui révolte son cœur ;

Souvent, loin d'adoucir, elle aigrit sa douleur.

Pour calmer sa souffrance et détruire le spasme,

De mauves et de lin faites un cataplasme ;

Si le mal est fâcheux, vite, des premiers jours,

D'un bon homme de l'art empruntez le secours.

Quand le malade frit tombe comme une masse,

Avec tous ses secrets que voulez-vous qu'il fasse ?

Quand la nature, enfin, ne le seconde plus,

Ses remèdes sont vains, ses efforts superflus.

Vous-même, en attendant que l'hippocrate arrive,

Par la diète et l'eau prenez la défensive. (2)

---

1. Rafraîchissez la bouche du malade avec l'eau et le miel ainsi que le vinaigre ; avec la décoction des figues dans l'eau d'orge. Le malade la gorgarisera et la rejettera.

2. La diète consiste à ne manger que des choses légères, rafraîchissantes et en petite quantité.

La fièvre très-souvent, demande du repos (1).

Médicamentez peu, mais toujours à propos.

Plutôt que d'appliquer un remède nuisible,

Tenez-vous-en toujours au régime flexible.

Le plus simple remède est souvent le meilleur;

De ces grands composés qui connaît la valeur ?

Quand la respiration devient fort difficile,

Quand le poulx s'affaiblit, quand le tendon vacille,

A la jambe, à la cuisse, au cou surtout aux pieds,

Du sinapisme, alors, les effets essayez.

C'est encore le cas d'un bon vésicatoire;

Ne le négligez pas, si vous voulez m'en croire.

Ces remèdes actifs sont tout à fait puissants

Pour dissiper le mal, pour réveiller les sens.

Dans la fièvre maligne, ainsi que la nerveuse,

La diète doit être un peu plus savoureuse;

Le bouillon de poulet, le sagou, le gruau (2),

La *panade*, le vin, le négus, le pruneau (3),

L'orange, le citron, avec la pomme cuite,

Des funestes humeurs avanceront la fuite.

De vinaigre, d'orange et de suc de citron

Aspergez bien le lit ainsi que la maison (4).

---

1. Le repos du lit est excellent, dans la fièvre ; il détruit le spasme, modère la circulation du sang, laisse à la nature toutes ses forces pour expulser la maladie.

2. Hors le cas d'une inflammation franche et à son début ; on doit permettre aux malades de prendre du bouillon, mais bien dégraissé. L'usage trop prolongé de la tisanne est très-nuisible à la santé, et en retarde beaucoup le retour.

Pour faire de bon bouillon, mettez dans le pot une livre de mouton, autant de bœuf ou de veau et une aile de volaille, avec quelques herbes potagères.

3. Le vin est le meilleur de tous les cordiaux.

4. Pour rafraîchir l'air, aspergez le lit d'un malade de vinaigre, de jus de citron ou de tout autre acide; arrosez le plancher d'eau fraîche, d'eau de rose.

Et si vous redoutez la fatale gangrène,
Aux acides joignez l'écorce péruvienne.
Que tout hormis la garde et votre médecin,
S'éloigne d'un séjour plein d'un mortel venin.
Flairez souvent la *rue* avecque l'angélique
Ou quelqu'autre herbe, enfin, d'une odeur énergique.
Si de votre santé vous avez quelque soin,
Machez la tanaisie, en mettez dans un coin.
Avec un fer tout rouge, écoutez ce chapitre,
Faites évaporer le vinaigre et le nitre ;
Rejetez la salive, évitez le ragoût (1).
Soyez sobre et très-propre, en un mot, voilà tout.
De l'espoir de guérir flattez votre malade ;
Cherchez à l'égayer par quelque gasconnade.
Dites-lui, vous, mourir ? Ah ! je vous en réponds,
A plat ventre dans peu, bien sûr nous en rirons.
Une douce gaîté le ravit et le charme ;
Sans cela la tristesse et l'abbat et l'alarme.
S'il arrive par fois qu'il perde la raison,
Fomentez-lui les pieds avec l'infusion
De quinquina broyé, des fleurs de camomille.
Ce remède n'a point une vertu stérile.
L'air raffermit les nerfs, rend fort et jovial ;
L'air pur est au malade un puissant cordial.
Je veux qu'il le reçoive avec quelque prudence ;

---

1. Les préservatifs sont : la limonade, le vin, le camphre, le girofle, le citron, le vinaigre, la rue, la tanaisie, l'absinthe Laver les mains, rien de trop. Point de liqueurs fortes, de ragoût, ne pas avaler la salive, placer les plantes-ci-dessus dans la maison, les flairer.

Arrivant de trop près je crains qu'il ne l'offense.
J'aime mieux avoir frais dans un grenier à foin (1)
Qu'étouffer faute d'air, environné de soin,
Dans une chambre basse où le fatal miasme,
Le caquet et l'air chaud me jettent dans le spasme.
Je recommande fort l'aimable propreté (2),
La liberté d'esprit et la tranquillité.
Aux commères aussi fermez bien l'avenue ;
Ceci s'entend surtout dans une fièvre aiguë.
De quinze à vingt-un grains d'ipécacuana
Seront bien suffisants pour purger l'estomac ;
Deux gros de bon séné et deux onces de manne ;
Du colon obstrué purgeront la membrane.
Les tamarins, le tartre ondulant l'intestin,
Bien souvent hors du corps pousseront le venin.
Mais mon bon compagnon, têtu comme une mule,
Entendant qu'il s'agit d'emboucher la canule,
Se hérisse à ce mot, et d'un ton expressif :
Si vous n'avez, dit il d'autre illuminatif,
Laissez-moi doucement expirer sur la paille.
Ouvrez lui, mes enfants, payez le, qu'il s'en aille ;
La médecine est bonne, honorez-la toujours.
Mais à tout médecin ne fiez pas vos jours.
A de fortes raisons je joins l'expérience ;
Si de tous mes docteurs j'avais bu la science,

---

1. L'air frais calme l'ardeur et l'effervescence du sang ; il le rafraîchit ; il
ranime les esprits ; il procure les plus grands avantages

2. La propreté abrège ou guérit bien de maladies ; elle empêche la ren-
trée de la fièvre ; elle est utile à la garde ainsi qu'au malade.

Déjà j'habiterais l'empire de Pluton,
Tandis qu'avec vigueur je mange le crouton.
Mais de ce que j'ai dit voici le raccourci :
Dans la fièvre putride , écoutez-bien ceci ,
Les acides, le vin et les anti-putrides
Peuvent seuls expulser les humeurs homicides.
La saignée est ici sans doute hors de saison (1) ;
Ailleurs elle pourra faire diversion.
Par la bonté du Dieu qui régit ce bas monde,
En remèdes puissants toute la terre abonde ;
Ils croissent dans les champs et les prés et les bois :
Peu de mots, quels qu'ils soient, résistent à leurs lois.
Chaque herbe a sa vertu , l'herboriste en tient note,
Presque chaque poison porte son antidote (2).
Vous donc qui de guérir possédez le grand art ,
Pour choisir vous n'avez qu'à jeter un regard.
Du mal, avant d'agir , saisissez bien la cause :
A quels maux sans cela bien souvent on s'expose ?
Il n'est rien que ne tente un docteur ignorant (3) ;
N'écoutez pas toujours ce que dit l'exposant (4).
Que la fièvre soit tierce , aiguë ou bien putride,
Mettez-lui, sans retard , et le mors et la bride.

---

1. Dans la plupart des fièvres lentes , nerveuses, putrides la saignée est réellement nuisible, elle affaiblit le malade , abbat ses forces, etc..

2. Cela peut être vrai, mais il n'est pas encore évidemment démontré.

3. Que de malades meurent empoisonnés : mes yeux l'ont vu et des docteurs me l'ont avoué. La médecine est de toutes les sciences celle qui a fait, ce me semble, le moins de progrès.

4. Plusieurs docteurs sont trompés par des faux exposés qu'ils consignent dans leurs ouvrages comme des vérités.

Spectateur attentif de ce rude combat,
Ne prenez point l'échange en ce point délicat ;
Employez des moyens pour que la fièvre avorte.
A l'ennemi vaincu ne fermez point la porte ;
Examinez l'endroit qu'il choisit pour sortir,
Et loin de l'entraver pressez le de s'enfuir.
Si dans ce vif combat la nature succombe,
Si par trop de faiblesse à vos pieds elle tombe,
Par des fortifiants doucement aidez-la.
Si la fièvre en courroux veut passer en-delà ;
Par la saignée et l'eau modérez sa colère.
Employez pour ce but la diète légère.
Ne recourez jamais aux remèdes actifs (1),
Que lorsque les plus doux sont démontrés fautifs.
Traitez différemment le faible et le robuste ;
Pour choisir le remède, ayez un coup-d'œil juste.
Dans l'inflammation, en homme intelligent,
Des symptômes toujours minez le plus urgent.
Saignez, et puis purgez si la fièvre domine.
Si le surcroît d'humeurs quelquefois prédomine,
Purgez au premier bord ; saignez le lendemain.
Au plus fougueux, par-là ; mettez toujours le frein.
Dans toutes les humeurs maintenez l'équilibre ;
Ouvrez-leur un passage et naturel et libre.
Qu'avec ordre toujours aient lieu les sécrétions ;
Que régulièrement sortent les excrétions.

---

1. Que des malades meurent ou contractent mauvaise santé en prenant des remèdes trop violents !

Il est temps de finir, dans la convalescence,
Le malade doit craindre une lourde imprudence.
Que son régime soit léger, fortifiant ;
A la fois mangeant peu, mais mangeant bien souvent.
Un peu d'excellent vin, un léger exercice,
Quelques doux purgatifs réparent l'édifice.
L'élixir de vitriol, l'air frais et le négus,
Les pruneaux, le salep, du quinquina le jus,
D'oranges et de coings l'acide confiture
Viendront solidement affermir la nature.

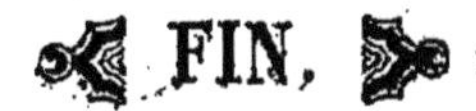

SUR LA GOUTTE.

Du péché de paresse et de l'intempérance
La goutte est bien souvent l'affreuse pénitence.
Vous avez déjà vu ce qui la fait venir,
Par l'opposé, vous seul, tentez de la guérir.
Un travail fatiguant, un régime sévère
L'adoucit et souvent met fin à sa colère.
Devenez donc actif, faites quelque métier;
Exercez-vous au tour faites-vous jardinier.
Si d'aller jusques-là vous n'avez le courage,
Ma foi je perds mon temps à parler davantage.
Vers la tête et le cœur, quand elle veut monter,
Vers les extrémités tâchez de la jeter.
Employez pour cela d'oignons le sinapisme ;
D'un bon vésicatoire éprouvez l'héroïsme.
Puis, selon le besoin, ordonnez quelques bains;
Dans l'eau tiède plongez et les pieds et les mains.

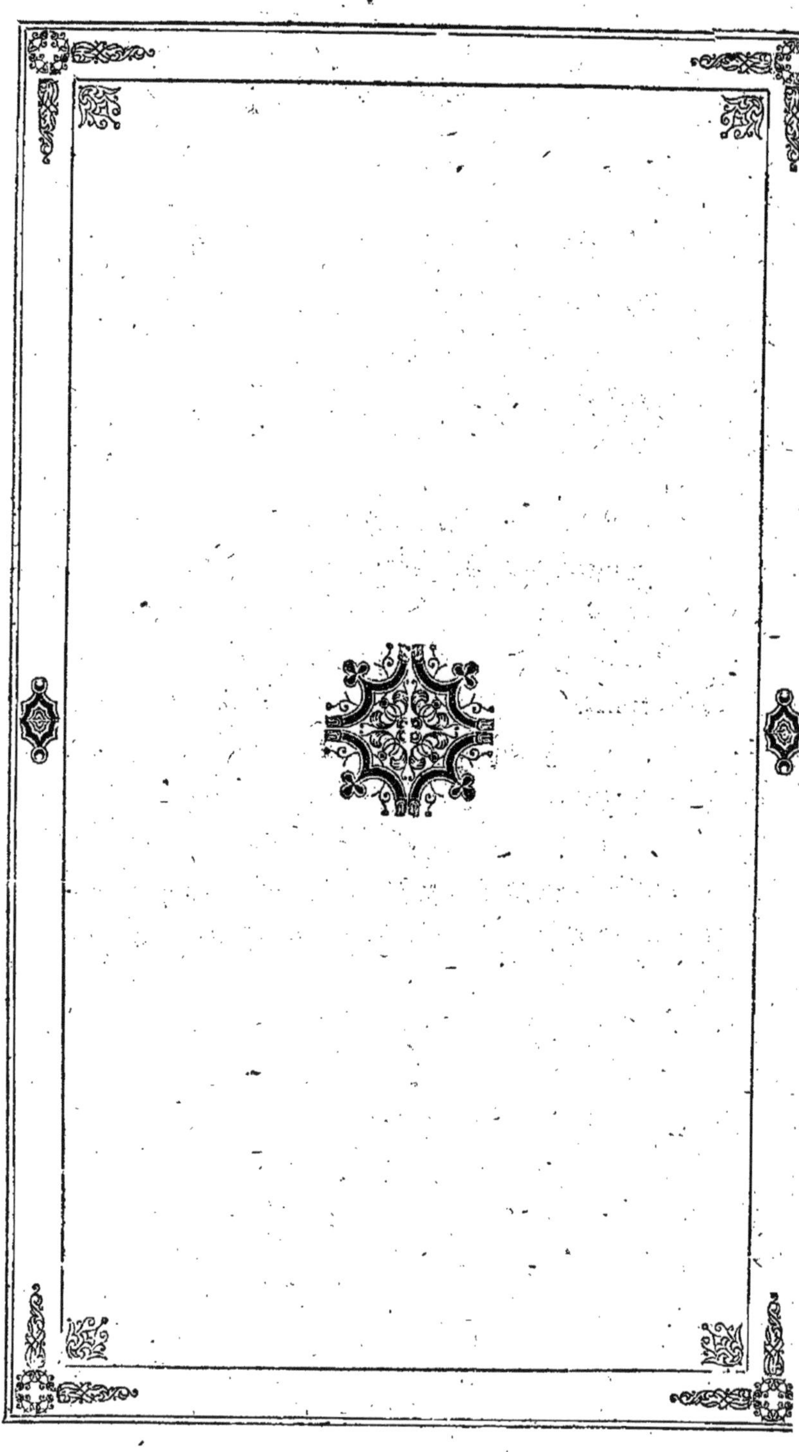

9 782019 655181